DE LA

VALEUR DE L'ÉGOPHONIE DANS LA PLEURÉSIE

Lettre à **M. BALLY**,

Ancien Président de l'Académie impériale de Médecine, etc.,

Par **H. LANDOUZY,**

Directeur de l'Ecole de Médecine de Reims, etc.

～⌇⌇⌇～

PARIS

J.-B. BAILLIÈRE et **FILS,**

LIBRAIRES DE L'ACADÉMIE IMPÉRIALE DE MÉDECINE,
Rue Hautefeuille, 19.

LONDRES,   **NEW-YORK,**
Hipp. BAILLIÈRE, 219, Regent street.   BAILLIÈRE brothers, 440, Broadway.

MADRID,
C. BAILLIÈRE, Calle del Principe, 11.

1861

DE LA

VALEUR DE L'ÉGOPHONIE DANS LA PLEURÉSIE

Lettre à M. BALLY,

Ancien Président de l'Académie impériale de Médecine.

> « Tout annonce que l'égophonie est un signe pathognomonique de l'épanchement pleurétique. »
>
> LAENNEC. De l'Auscultation médiate, page 150.

> « L'égophonie n'est qu'une variété de bronchophonie. Elle est liée à la modification imprimée au poumon par l'épanchement, et non à l'épanchement même. »
>
> LANDOUZY. De la Respiration tubaire, page 53.

Très-cher et très-vénéré Maître,

Lorsque, dans votre savante clinique à l'Hôtel-Dieu de Paris, vous aimiez à nous initier aux magnifiques découvertes dont votre collègue Laennec vous avait rendu lui-même témoin, vous attachiez une importance toute spéciale aux modifications de la voix dans la pleurésie, et l'égophonie, par son timbre saisissant, devenait pour vous, comme pour tous les observateurs, le signe pathognomonique de l'épanchement pleural.

J'ai insisté depuis, avec mes amis Barthez et Béhier, sur un autre signe analogue dont on méconnaît la fréquence, c'est-à-dire sur la voix amphorique qui me paraît presque aussi commune dans les épanchements anciens, que l'est la voix chevrotante dans les épanchements récents, et qui donne lieu à de nombreuses erreurs, en faisant croire soit à un liquide abondant là où parfois il n'y en a pas une goutte, soit à de vastes cavernes là où parfois il n'y a pas le moindre tubercule.

Mais tandis que mes anciens collègues Barthez et Béhier regardaient l'amphoricité comme le résultat de la présence de l'eau, et que l'un des deux l'appelait même *bruit hydrique*, je soutenais le premier que ce n'est pas au liquide qu'il faut attribuer ce timbre particulier du souffle ou de la voix, mais seulement aux modifications pulmonaires amenées par le liquide, et je montrais dans mes salles comment de superbes bruits amphoriques, tubaires ou égophoniques persistaient et s'entendaient mieux encore après l'évacuation complète de la sérosité.

Je viens de répéter, dans les conditions les plus favorables, cette expérience pour l'égophonie, et quoiqu'il m'en coûte de détruire une illusion de votre jeunesse médicale, cependant je connais trop votre constant amour du progrès pour tarder à vous en faire part.

Voici le fait le plus brièvement possible :

Une femme de 33 ans, mère de sept enfants, n'ayant jamais été malade, était couchée au n° 12 de la salle Sainte-Balsamie, atteinte d'un épanchement pleural gauche. Le début de l'affection devait remonter à six semaines, car il était survenu, vers le 20 Mai, une vive douleur de ce côté. Cette douleur avait duré seulement une huitaine ; mais, depuis, la malade avait été souvent obligée d'interrompre ses occupations, tant elle éprouvait d'étouffements.

Le 19 Juin, elle se levait à cinq heures du matin, comme d'habitude, pour se rendre à son travail, et ne ressentait aucun malaise, quand tout-à-coup elle fut prise d'une fièvre violente, qui lui ôta tout souvenir de ce qui s'est passé alors.

Dyspnée intense, insomnie absolue, bouche brûlante et douloureuse ; traitement nul jusqu'au 24 Juin, jour de son entrée à l'Hôtel-Dieu.

Là, on constate tous les signes d'une pleurésie latente, avec stomatite pultacée. Diurétiques, purgatifs, chlorate de potasse, larges vésicatoires, tels furent les moyens employés.

Le premier Juillet, je reprends ma clinique et nous observons l'état suivant :

Décubitus sur le dos ou sur le côté malade, impossibilité de se coucher sur le côté sain, fièvre moyenne. Muguet des plus douloureux ; diarrhée abondante. Dyspnée considérable ; dilatation notable du côté gauche ; déviation du cœur à droite ; abaissement de la rate au-dessous des fausses côtes.

La matité est absolue dans toute l'étendue du côté gauche. Elle est également absolue au-dessus de la clavicule, et il n'existe pas dans cette région la moindre trace de résonnance tympanique. Cette matité est la même en avant qu'en arrière, et elle est tellement prononcée sur tous les points, que j'invite les élèves à percuter en même temps le thorax et la cuisse, afin de leur bien faire saisir la signification si précise du *tamquam percussi femoris*.

En aucun point ne s'entend la respiration normale. Elle est remplacée par un souffle tubaire, exagéré surtout dans la gouttière vertébrale.

L'égophonie est des plus caractérisées. Elle a son maximum d'intensité à l'union du tiers supérieur avec les deux tiers inférieurs du poumon, un peu au-dessus de l'angle de l'omoplate. On ne la constate pas ailleurs.

Mon collègue, le professeur Doyen, qui a traité la malade depuis son entrée à l'hôpital, trouve que l'épanchement a plutôt augmenté que diminué, et il pense comme moi que l'aggravation notable des accidents généraux ne permet pas de retarder davantage la thoracentèse.

Le lendemain matin, n'ayant averti la malade qu'au moment même, afin de ne pas l'inquiéter d'avance, nous pratiquons la ponction entre la sixième et la septième côte. Quatorze cent cinquante grammes de sérosité limpide s'écoulent sans le moindre incident, et sans qu'une seule bulle d'air ait pénétré dans la poitrine, précaution que je regarde comme capitale pour la guérison.

La malade ayant à peine souffert, se laisse examiner avec une grande complaisance pendant toute la durée de l'écoulement, et voici ce que nous constatons de la manière la plus catégorique: Non-seulement le souffle bronchique persiste pendant l'écoulement du liquide, mais, au fur et à mesure de cet écoulement, il semble se rapprocher de l'oreille ; il devient plus intense, plus tubaire, si l'on peut ainsi dire, en ce sens qu'il paraît exactement limité dans un largé tube de verre ou de métal sonore.

L'égophonie est également plus manifeste, plus nette, beaucoup moins diffuse qu'avant la ponction.

Toutes les deux ou trois minutes, je réapplique l'oreille, et je trouve l'égophonie de plus en plus accentuée ; on dirait que la malade, ayant un jeton d'ivoire entre les dents, parle la bouche appliquée contre votre oreille.

De temps en temps, on ferme la canule, afin d'éviter une déplétion trop rapide.

La malade ne tousse pas une seule fois, quoiqu'elle ait souvent compté ou parlé à haute voix, et elle supporte si bien toutes ces explorations, que les principaux élèves peuvent en vérifier à plusieurs reprises les résultats.

A la fin de l'opération, l'égophonie s'entend en arrière plus bas qu'elle ne s'y entendait au commencement, et elle s'entend très-distinctement à la partie antérieure du thorax, où il n'y en avait pas trace auparavant.

La matité et le défaut d'élasticité persistent au même degré qu'avant la thoracentèse. Les battements de cœur sont revenus à leur lieu normal.

Ainsi, *augmentation de l'égophonie et du souffle tubaire en étendue et en intensité pendant et après l'écoulement du liquide; persistance de la matité.*

Le lendemain, la malade se trouve très-soulagée, et nous constatons le même souffle, la même égophonie et la même matité que la veille.

Le troisième jour, mêmes résultats; la malade mange avec appétit et se lève une heure.

Les jours suivants, amélioration graduelle dans l'état général; mêmes phénomènes stéthoscopiques, observés avec nous par nos confrères Créquy et Doyen, et qui peuvent toujours se résumer en ces termes : souffle tubaire et égophonie très-prononcés en arrière, moins prononcés en avant; matité égale dans tous les points.

Je m'inquiète de cette persistance, et n'était l'absence absolue de dilatation thoracique et de tout déplacement viscéral, je croirais au retour du liquide.

Chaque matin, nous examinons avec le plus grand soin, et, le 10 Juillet, pour la première fois, c'est-à-dire le dixième jour de l'opération, nous découvrons avec joie un peu de respiration vésiculaire au sommet, avec quelques râles humides et une diminution de matité d'un travers de doigt.

A partir de ce moment, on trouve chaque jour une augmentation de sonorité coïncidant avec une diminution graduelle d'égophonie et de souffle bronchique. Le muguet et la diarrhée disparaissent ; l'appétit augmente, les forces reviennent ; la malade reste levée toute la journée.

Le 16 , pour la première fois, on ne constate plus ni souffle tubaire ni égophonie ; la respiration s'entend de la base au sommet, en avant et en arrière , mélangée à quelques ronchus humides. La matité existe encore dans les deux tiers inférieurs.

Le 22 , la respiration est parfaite dans toute l'étendue de la poitrine. La matité, quoique ayant considérablement diminué, est encore manifeste. Il n'y a pas de rétraction appréciable du côté affecté.

Le 23, la malade quitte l'hôpital complétement guérie.

Voilà, mon cher maître, une expérience clinique rigoureuse et susceptible d'ouvrir enfin les yeux des pathologistes qui, malgré les huit faits analogues que j'ai publiés, il y a plusieurs années, continuent à enseigner aux élèves et aux médecins que « l'égophonie annonce » *un épanchement liquide dans lequel le poumon plonge encore (1).* »

L'égophonie n'annonce, vous le voyez, ni l'existence d'un épanchement, ni son abondance, ni ses limites ; elle annonce uniquement une condensation spéciale du poumon, car elle est due à la compression du viscère et non à la présence du liquide.

(1) Skoda est le seul auteur qui ait contesté le caractère pathognomonique de l'égophonie, mais les termes mêmes de son argumentation suffisent à en détruire la valeur.

« J'ai rencontré, dit Skoda, l'égophonie simple de Laennec aussi bien lors- » qu'il y avait un épanchement liquide dans la plèvre, que lorsqu'il n'y en » avait pas une seule goutte ; aussi bien dans la pneumonie que dans les in- » filtrations tuberculeuses avec ou sans excavations. »

Il n'est pas besoin de faire remarquer l'exagération de ces assertions.

Sans contredit, la bronchophonie de la pneumonie, la voix caverneuse de la phthisie peuvent, dans certains cas, ressembler jusqu'à un certain point à

Est-ce à dire que l'expérimentation clinique donne toujours les mêmes résultats, et que l'égophonie persiste toujours après l'évacuation du liquide ?

Evidemment non ! et le nouvel axiôme par lequel je remplace l'ancien aphorisme classique, indiquant à l'avance que l'égophonie est liée à la condensation du poumon, cette égophonie devra disparaître avec le liquide, dès qu'il s'agira d'une simple compression directe, sans condensation durable du tissu pulmonaire.

C'est effectivement ce que je constatais, il y a quelques jours, dans les meilleures conditions d'examen, avec mes confrères Richard et Petit, d'Hermonville.

La malade pour laquelle nous étions consultés était âgée de soixante-deux ans, et l'épanchement datait d'environ deux mois. Sauf un léger point de côté à gauche, il était survenu d'une manière latente, sans cause appréciable, et avait résisté complétement à un traitement rationnel.

La matité était absolue ; le souffle tubaire et l'égophonie se produisaient avec intensité en arrière ; le cœur était fortement dévié à droite. La dyspnée augmentait, et l'état général empirait d'une manière très-inquiétante.

L'indication de la thoracentèse était précise. Faite immédiatement par le docteur Petit, et sans qu'il entrât une seule bulle d'air dans la poitrine, elle donna issue à trois litres de sérosité limpide.

l'égophonie ; mais, pour une oreille exercée, il y a là de suffisantes différences pour constituer des signes diagnostiques.

On est frappé, d'ailleurs, des efforts que fait l'auteur, d'un bout à l'autre de son ouvrage, pour enlever à la stéthoscopie toute signification, et quand on entend dire à Skoda qu'il trouve très-rarement le râle crépitant dans la pneumonie, il faut nécessairement que les pneumonies de Vienne ne ressemblent pas aux pneumonies de France, ou que la différence d'idiome n'ait pas permis au célèbre clinicien d'attacher la même rigueur que nous à la signification des mots.

Comme la date de l'épanchement paraissait la même que celle de notre opérée de la clinique, et que les accidents locaux et généraux se montraient presque identiques, je craignais que le poumon ne fût déjà enveloppé de fausses membranes peu extensibles, et que nous ne vissions, comme la dernière fois, l'égophonie s'accroître après la thoracentèse.

Ce fut le contraire qui arriva.

L'égophonie, le souffle bronchique et la matité diminuèrent notablement au fur et à mesure de l'écoulement du liquide. Une fois cet écoulement terminé, et la malade reposée, nous constatâmes immédiatement ce qui n'avait été constaté que le dixième jour chez le sujet précédent, c'est-à-dire le retour du murmure vésiculaire mêlé à quelques ronchus sous-crépitants humides dans toute l'étendue de la poitrine, une diminution considérable de l'égophonie, du souffle bronchique et de la matité.

La malade éprouva, comme la précédente, un mieux immédiat, et d'après les nouvelles que je reçois, elle se trouve aujourd'hui dans l'état le plus satisfaisant.

Que signifient ces deux faits, en apparence contradictoires ?

Ils signifient ce que signifiaient déjà ceux que j'ai donnés *in extenso* dans mon mémoire sur la respiration tubaire et amphorique, c'est-à-dire que l'épanchement n'est que la cause indirecte des modifications qui surviennent dans la respiration ou dans la voix.

En effet, si le poumon est uniquement comprimé par la sérosité sans fausses membranes résistantes, la sérosité, une fois évacuée, il reprend aussitôt son jeu normal, et l'on constate sur-le-champ la disparition ou la diminution considérable du souffle, de l'égophonie et de la matité.

Si le poumon est enveloppé par des fausses membranes déjà résistantes, il ne recouvre pas à l'instant sa liberté d'expansion, et l'on continue à constater et même à constater plus clairement l'égophonie et les souffles bronchiques.

Si, enfin, ces fausses membranes sont fibreuses, cartilagineuses, comme tous les observateurs en ont vu des exemples, le poumon reste emprisonné à toujours dans cette coque inextensible, et, le liquide évacué, les modifications de la voix, du souffle et de la sonorité persistent comme auparavant.

Maintenant, pourquoi, dans la seconde hypothèse, l'égophonie et les souffles s'entendent-ils mieux après l'évacuation du liquide? Tout simplement parce que le poumon se trouve alors plus rapproché de l'oreille.

Vous le voyez, mon cher maître, la signification donnée par Laennec et par ses continuateurs a été le résultat d'études incomplètes, et il importe d'autant plus de détruire cette erreur, que l'égophonie pouvant persister, après la résorption lente et spontanée, comme après la sortie immédiate du liquide, elle donnerait lieu ainsi aux interprétations les plus dangereuses pour le malade, au point de vue du diagnostic, du pronostic et du traitement.

Quel diagnostic eût porté votre immortel ami Laennec en examinant notre première malade immédiatement après, ou même huit jours après la thoracentèse, et en constatant une égophonie type, un souffle tubaire presque amphorique et une matité absolue?

Il eût dit ce que diraient encore aujourd'hui tous les praticiens sans exception, ou à la seule exception de ceux qui ont suivi la clinique à l'Hôtel-Dieu de Reims. Il eût dit qu'il y avait épanchement, et épanchement considérable, alors que, cependant, il n'existait plus une seule goutte de sérosité !

Que deviennent maintenant les théories physiques développées dans tous les traités , c'est-à-dire le retentissement de la voix, augmenté par la couche de liquide ; l'agitation du fluide par les ondes sonores , etc., etc.? Tout cela tombe devant l'expérience, comme la plupart des hypothèses fondées sur le pur raisonnement, et, pour un observateur attentif, il reste simplement la condensation du parenchyme pulmonaire, due à la compression primitivement exercée par l'épanchement.

Cette compression extérieure, qui résulte de la pleurésie, produit l'égophonie, tandis que la compression intérieure, qui résulte de la pneumonie, produit la bronchophonie.

Ce sont deux phénomènes analogues, mais qui devaient nécessairement occasionner une nuance distincte dans le retentissement vocal, puisqu'il existe dans la pneumonie des modifications cellulaires qui n'existent pas dans la pleurésie.

Ce qu'il importe de constater catégoriquement, c'est que ce n'est ni au liquide , ni aux fausses membranes qu'on doit rapporter l'égophonie.

Ce n'est pas au liquide,. car l'égophonie peut être plus accentuée après qu'il a disparu.

Ce n'est pas au réseau pseudo-membraneux, car elle se manifeste alors qu'il n'existe pas encore.

En un mot, l'égophonie est due à la modification du poumon, et non à la présence du liquide.

Vous comprendrez mon insistance sur ce point, mon cher maître, en remarquant que malgré les résultats cliniques que j'avais annoncés dans une monographie spéciale , et qui étaient des plus faciles à vérifier, on trouve encore la croyance de Laennec consacrée par tous, et particulièrement dans les termes suivants, de l'excellent traité de Barth et Roger : « *L'égophonie annonce un* « *épanchement liquide dans la plèvre; sa valeur est d'autant plus* « *grande, que le chevrotement sera plus manifeste* (1). »

Vous le voyez, les disciples ont, suivant la coutume, exagéré la doctrine du maître. Ce que Laennec donnait pour probable, ils le donnent aujourd'hui pour certain. Or, ce grand observateur connaissait trop bien le πεῖρα σφαλερή d'Hippocrate pour formuler une règle dont il n'aurait pu vérifier expérimentalement tous les termes, et, après avoir dit que selon toute probabilité l'égophonie est un signe pathognomonique de l'épanchement pleurétique, il se hâte d'ajouter : « *Cependant ce dernier résultat ne pourra être regardé comme* « *tout-à-fait certain, que lorsqu'on l'aura vérifié par l'ouverture* « *d'un grand nombre d'égophones.* » (Tome I, p. 150.)

Eh bien, ces ouvertures ont été faites ; j'en ai publié quatre dans mon travail sur la respiration amphorique, et en rapprochant de ces autopsies l'histoire de la malade qui fait le sujet de cette lettre, et qui est devenue plus égophone après la thoracentèse, on peut résumer ainsi la signification de l'égophonie :

1° *L'égophonie annonce la compression du poumon, soit par un épanchement liquide dans la plèvre, soit par une couche pseudo-membraneuse sans épanchement actuel.*

2° *En l'absence de pseudo - membranes résistantes, l'égophonie disparaît ou diminue avec l'épanchement.*

3° *Avec dépôt pseudo-membraneux, l'égophonie augmente immédiatement après la thoracentèse, pour diminuer ensuite graduellement en même temps que les fausses membranes.*

Evidemment, ce qui s'applique à l'égophonie, s'applique aux souffles tubaires et aux souffles amphoriques qui ne sont qu'une exagération des souffles tubaires.

(1) Dernière édition, p. 204.

Quant à la matité, elle peut rester aussi absolue après qu'avant la disparition du liquide, et il est à peine besoin de dire qu'à l'inverse des modifications de la voix ou des souffles, elle ne peut que diminuer après la thoracentèse.

Vous trouverez peut-être, mon cher maître, que j'ai donné bien du développement à des explications qui, d'elles-mêmes, eussent surgi sans commentaires des deux faits précédents, mais une vérité qui vient de province ne marche pas aussi vite qu'une vérité ou même qu'une erreur qui vient de Paris. J'en ai fait l'expérience chaque fois que j'ai indiqué des résultats cliniques contraires aux idées reçues ; aussi, devais-je insister aujourd'hui sur la cause méconnue de la voix chevrotante et chercher à imprimer plus d'autorité à ces nouvelles données essentiellement pratiques, en les mettant sous votre patronage.

Recevez, cher et vénéré maître, l'assurance de mon respectueux attachement.

H. LANDOUZY.

Reims, 5 Octobre 1861.

Reims. — Impr. de A. HUET.